Leo Schön

Schlank! Band 2

*Wie ich mein neues
Gewicht halte*

ISBN: 9798636214847
Independently published

Einleitung

Im ersten Band habe ich erzählt, auf welche Weise ich 17 Kilogramm abgenommen hatte. Ich hatte gelernt, den Sport zu lieben. Die nächste Herausforderung war gewesen, nicht wieder in alte Gewohnheiten zu verfallen und wieder zuzunehmen, wie es nach Diäten oft der Fall ist. Allzu schnell kann es passieren, dass man sich rauffuttert, was man abgenommen hat und noch mehr. Oder der alte Zustand schleicht sich langsam und unbemerkt ein, sodass man eines Tages feststellt, dass alles umsonst gewesen ist.

Es ist wichtig, sich bewusst zu machen, was man auf Dauer tun will: Sich gehen zu lassen oder den Erfolgsweg weiter zu beschreiten. Liebe Leserin, lieber Leser, Sie entscheiden sich selbst für Ihren Weg.

Wer noch nicht abgenommen hat, den verweise ich auf den ersten Band. Sehen Sie zu Beginn des Prozesses der Wahrheit ins Auge. Sie kommen nicht darum herum. Dies ist der zwar schmerzhafte aber notwendige Denkanstoß. Es ist ein aufrüttelndes Erlebnis, das Anlass zum Umdenken gibt. Ein Ereignis, das Sie dazu bewegt, die Verantwortung für Ihr Gewicht zu übernehmen.

Wie viel wiegen Sie?

Wie sehen Sie aus dabei?

Und wie fühlen Sie sich dabei?

Danach gehen Sie so schnell wie möglich zu Ihrem Wunschbild über. Dieses neue Bild, Ihr Ziel und nur dieses, haben Sie ab sofort fest vor Augen. Das klare

Bild gibt Ihnen die Kraft, die Sie brauchen, den Weg aus der schweren Vergangenheit in die leichte Zukunft zu finden und zu gehen. Konzentrieren Sie sich ab jetzt nur mehr auf das Schlanksein. Konzentrieren Sie sich auf Ihr Ideal als eine bereits vorhandene Tatsache. Konzentrieren Sie sich ausschließlich auf Ihr erwünschtes Ziel. So werden Sie es erreichen.

In diesem Band lesen Sie, wie es bei mir weiter ging, nachdem ich meine Lebensweise geändert hatte. Ich lernte, noch mehr in mich hineinzuhören. Ich konnte meine sportlichen Leistungen verbessern und aß so, dass ich nicht zunahm. Im Kapitel Rundum gesund finden Sie nützliche Tipps bei kleinen Wehwehchen.

Was mir geholfen hat, kann auch Ihnen helfen, ob Sie ein Mann oder eine Frau sind.

Sie können diesen Band natürlich auch unabhängig vom ersten Band lesen.

1 – Wie es weiter ging

Ich begann, täglich meine Erfolge aufzuschreiben, nicht nur die sportlichen, sondern auch alle anderen angenehmen Erlebnisse. Dadurch wurden sie mir so richtig bewusst und ich freute mich länger darüber.

Etwas ganz bewusst zu tun und nicht nur nebenbei, ist überhaupt eine gute Angewohnheit für mich. So achte ich zum Beispiel auf meine Schritte, auch wenn ich nur zur U-Bahn-Station gehe:

Wie fühlt es sich an, den Fuß auf den Boden zu setzen?

Bin ich im Gleichgewicht, bin ich verspannt?

Wie atme ich?

Was sehe ich?

Ich achte auf die Menschen, denen ich begegne. So wird jeder Moment intensiv.

Reisen lässt mich das Leben noch mehr spüren und bringt neue Ideen. Ich bin gerne unterwegs.

Um mich im Sport zu verbessern und mich auf persönliche Bestleistungen vorzubereiten, stellte ich mir eigene Trainingspläne zusammen und modifizierte sie, wenn mir das sinnvoll erschien. Zurzeit übe ich folgende Sportarten aus: Laufen, Radfahren, Wandern, Bouldern und Klettersteiggehen, Schwimmen, Skifahren. Dazu kommen noch Übungen zu Hause: Krafttraining und Dehnen auf der Turnmatte, Fingertraining mit einem weichen Knetball, Armtraining mit leichten Hanteln.

Zur Entspannung nehme ich gern ein heißes Bad, besuche eine Wellnestherme, oder raste mich meistens einfach aus mit einem Buch, auf einem bequemen Sofa liegend. Regenerative Pausen sind für sportliche aktive Menschen essentiell.

Manchmal habe ich kleine Wehwechen wie schmerzende Beinmuskeln oder Zahnschmerzen nach einem langen Lauf bei Minusgraden. Manches lässt sich nicht verhindern, doch bei richtiger Behandlung wird es schnell wieder gut.

2 – Essen und Trinken

Betreibt man Ausdauersport, ist es wichtig, mit gefüllten Kohlenhydratspeichern ins Training zu gehen. Mit vollständig aufgefüllten Speichern ist ein Training am effizientesten. Bereits am Vorabend eines anstrengenden Trainingstages sollte man darauf achten, Nudeln, Reis, Kartoffeln oder auch zum Beispiel Haferflocken zu essen. Etwa eine Stunde vor dem Training empfiehlt es sich, einen kleinen kohlenhydratreichen Snack zu sich zu nehmen und eine halbe Stunde vor dem Training etwa einen halben Liter Wasser zu trinken.

Wer Kaffee mag, weiß wahrscheinlich, dass man damit auch die sportliche Leistung steigern kann. Einfach eine Tasse etwa eine Stunde vor dem Training trinken.

Es ist sinnvoll, während einer Belastung, die über eine Stunde dauert, etwas Kohlenhydrate zu sich zu nehmen. Dadurch kann ein Leistungseinbruch hinausgezögert oder verhindert werden. Ein kleines Stück Brot oder etwas Cola zusätzlich zu Wasser hilft bei mir, wenn ich schon länger als 90 Minuten unterwegs bin.

Während der Belastung werden die Kohlenhydrate verbraucht. Nach dem Training sind die entleerten Speicher, so schnell es geht, wieder aufzufüllen, wobei man jetzt auch eiweißreiche Speisen zu sich nehmen sollte, die den Muskelaufbau unterstützen.

Innerhalb der ersten zwei Stunden nach dem Sport nimmt der Körper alle Nährstoffe am besten auf. Ich esse dann etwa ein Müsli mit Joghurt oder ein wenig warmer Milch, ein Käsebrot, Nudeln mit Tomatensoße und geriebenem Käse oder Ähnliches.

Bei viel Sport benötigt der Körper nicht nur mehr Kohlenhydrate, sondern auch mehr Eiweiß. Diesen Bedarf kann man gut mit folgenden Lebensmitteln decken: Biofleisch, Bioeier, Dinkel, Buttermilch, Sojamilch, Magertopfen, Magerjoghurt und Hüttenkäse.

Die letzte Mahlzeit des Tages kann aus Magertopfen oder Hüttenkäse bestehen. Sie beugt dem Muskelabbau während des Schlafes vor.

Sportler brauchen mehr Magnesium als nicht aktive Menschen. Man kann es leicht im Mineralwasser zu sich nehmen. Der Gehalt von Magnesium in Mineralwässern ist jedoch sehr unterschiedlich, daher muss man die Angaben der Inhaltsstoffe auf dem Etikett überprüfen.

Ich liebe Vollkornprodukte und Wildreis, Lachs, grüne Gemüse, Melonen, Heidelbeeren und Brombeeren. Zwischendurch greife ich gern zu Trockenobst, Gemüse- und Tomatensaft.

Ein Glas Wasser vor dem Abendessen zu trinken, ist mir zur Gewohnheit geworden. Aber nach dem Essen gibt es auch geschmackvollen Rotwein, vorzugsweise mit einem Stück Ziegenkäse, Nüssen oder Oliven. Doch ich achte darauf, nicht zuviel Alkohol zu trinken und beschließe lieber mit einem halben Liter grünen Tee mit Sojamilch den Abend.

Ingwer und Knoblauch sind Zaubermittel. Darüber werde ich im letzten Kapitel noch schreiben.

Ich denke so über das Essen:

1. Es gibt keine verbotenen Nahrungsmittel.

2. Alles, was ich esse, muss mir schmecken, sonst esse ich es nicht.

Diäten sind unnötig. Dennoch ist meine Kost vollwertig, abwechslungsreich, fettreduziert und vorwiegend vegetarisch mit einem hohen Kohlenhydratanteil.

Wenn man manchmal Naschen nötig hat, dann sollte man sich das auch gestatten.

Schlechte Laune lässt sich mit diesen Lebensmitteln bessern: Karotten (Karottensaft), Tomaten, Süßkartoffel (gebacken), Grünkohl, rosa Grapefruit, Wassermelone. Auch Kakao und Datteln sorgen für gute Laune.

Wenn ich in der Nacht großen Appetit bekomme, zum Beispiel auf etwas Süßes, esse ich Magerjoghurt mit frischen Früchten wie Trauben oder Beeren, oder, wenn keine Früchte da sind, mit etwas Honig oder einem kleinen Löffel Ahornsirup. Bei Verlangen nach etwas Salzigem nehme ich ballaststoffreiche Tortillachips oder Knäckebrot mit ein wenig fettarmem Käse oder Magertopfen. Darauf kann man ein paar Tropfen scharfe Soße geben. Geschnittene Äpfel mit Erdnussbutter schmecken sehr gut und sättigen hervorragend.

3 – Sport

Eine Sportart auszuüben, die man liebt, kostet zwar viel Energie, aber das Training bringt noch mehr neue Energie mit sich. Durch die Kombination von Bewegung mit Sinnesreizen entstehen sogar neue Nervenzellen und neue Verbindungen dieser. Besonders gut für Körper und Geist ist es, sich in einer Höhe von 1500-2500 Metern zu bewegen. Das kann man im Winter auf Skiern tun, im Sommer wandert oder klettert man in den Bergen.

Wenn Sie am Morgen aufwachen, gehen Sie zum Fenster oder nach draußen. Atmen Sie tief ein. Und dann noch ein bisschen tiefer. Halten Sie Ihren Atem für ein paar Sekunden an und atmen Sie dann langsam aus. Während Sie das tun, stehen Sie gerade, strecken Sie Ihre Wirbelsäule und entspannen Sie Ihre Schultern, den Kopf dabei gerade halten.

Wiederholen Sie diese Atemübung und versuchen Sie, jedes Mal ein wenig mehr einzuatmen. Machen Sie 10-20 bewusste Atemzüge nach dem Aufstehen und wiederholen Sie dies ein paar Mal täglich. So oft, wie Sie wollen.

Während des Trainings atmen Sie natürlich schneller, weil Sie mehr Sauerstoff benötigen. Das ist in Ordnung. Schnaufen Sie nach Bedarf und denken Sie nicht weiter an Ihren Atem. Ihr Körper weiß selbst, wie viel und wie schnell er die Luft einsaugen muss.

Es empfiehlt sich, ab und zu einen steilen Bergweg hinaufgehen, sodass man tüchtig ins Schnaufen kommt. Das ist anstrengend, und man hat danach das Gefühl, etwas geleistet zu haben.

Regelmäßig Ausdauersport zu betreiben ist außerordentlich wichtig. Man kann es gar nicht genug betonen. Das Minimum sind 40 Minuten 3x wöchentlich, ideal wäre täglich. Jede Art von Bewegung, die Ihnen gut tut, können Sie machen, aber auf jeden Fall mindestens 40 Minuten lang.

Laufen
Auf welche Art und Weise ich mit dem Laufen begann, habe ich im ersten Band genauer beschrieben. Wer noch nie längere Strecken gelaufen ist, kann es mit einer Minute Laufen versuchen. Laufen unterscheidet sich vom Gehen dadurch, dass für kurze Zeit keiner der beiden Füße den Boden berührt. Klingt einfach, oder?

Halten Sie beim Laufen den Rücken gerade. Dabei sind die Schultern entspannt. Die Arme bewegen sich seitlich mit. Schauen Sie immer dort hin, wo das Ziel ist. Atmen Sie ganz nach Bedarf und nicht nach einem vorgeschriebenen Muster. Nach dem Laufen gehen Sie in einem angenehmen Tempo weiter.

Sie können auch auf einem Minitrampolin laufen und gelegentlich die Knie dabei höher heben oder die Fersen ans Gesäß schlagen. Später laufen Sie eine Treppe hinauf und gehen langsam wieder hinunter. Alles lässt sich sehr gut so lange machen, wie es Spaß macht. Mehr ist nicht notwendig.

Kaufen Sie nur Laufschuhe, in denen Sie sich wohlfühlen. Spezielle Hüftgurte, die das Mobiltelefon, Schlüssel und eine Trinkflasche aufnehmen können, sollte man sich genau ansehen. Sie sollen straff sitzen, sodass alles möglichst eng am Körper getragen wird und nicht bei jedem Schritt auf und ab hüpfen kann.

Ich strebte zunächst einmal an, eine halbe Stunde durchgehend laufen zu können. Gerne höre ich beim Laufen rhythmische Musik.

Sich vor dem Lauf aufzuwärmen durch langsames Einlaufen und das sehr langsame Auslaufen nach einem schnelleren Lauf, hilft, Überlastungen zu vermeiden. Ein zusätzliches Muskeltraining derjenigen Muskeln, die beim Laufen wenig gebraucht werden, ist ebenfalls sehr nützlich.

Auf keinen Fall sollte man weiterlaufen, wenn dabei irgendetwas sehr weh tut, das Knie, der Knöchel, die Hüfte. Wenn der Schmerz nicht bald vergeht. Sollte man unbedingt einen Arzt zurate ziehen.

Manchmal schmerzte nach einem anspruchsvollen Lauf, länger oder schneller als gewohnt, eine meiner Pobacken. Es schien sich um eine Verhärtung eines Muskels zu handeln. Die Muskeln des Gesäßes und Beckens müssen beim Laufen das Becken in der richtigen Lage halten. Sie arbeiten also hart, wie die Beinmuskeln. Wenn sie zu schwach sind, muss man sie kräftigen. Und durch Dehnen nach dem Laufen kann man sie entspannen. Da es auch am Laufstil oder am Schuh oder an allem gleichzeitig liegen kann, ist hier Detektivarbeit zu leisten, am besten mit Hilfe von Fachleuten. Bei mir wurde es bald besser nach einer speziellen Dehnungsübung, die ich mir angewöhnte, regelmäßig zu machen:

Auf den Bauch legen, ein Bein anwinkeln und unter dem Bauch hochziehen, sodass man darauf liegt und das

Knie beinahe die Schulter der anderen Seite berührt. Dadurch dehnen sich die Muskeln der Beinrückseite und der Gesäßbacke. So lange aushalten, bis es unangenehm wird. Mit dem anderen Bein wiederholen.

Ich dehne meine Muskeln beinahe täglich mit verschiedenen Übungen.

Was man sonst noch selbst tun kann bei leichten, vorübergehenden Beschwerden: Eine Laufpause einlegen oder wenigstens kürzertreten, bis die Schmerzen ganz weg sind, heiß baden, schwimmen.

Um Überlastungen des Muskel- und Sehnenapparats vorzubeugen, ist es ganz wichtig, sein Laufpensum nicht mehr als zehn Prozent pro Woche zu erhöhen und auch ab und zu eine Regenerationswoche mit weniger Kilometern einzulegen.

Und, wie oben schon gesagt, Kräftigungsübungen machen. Dieses können die allseits bekannten Crunches sein, die man gerade und schräg machen sollte. Beckenheben hilft ebenso: Auf den Rücken legen, Beine anwinkeln und das Becken heben, eventuell auch ein Bein dabei strecken, oder auch den Po hin und her schieben.

Diese Übung mache ich gern, auch wenn sie anstrengend ist: Seitlich hinlegen, auf den Ellbogen stützen und den Rumpf vom Boden abheben. Dies für jede Seite machen. Am besten ist es, die Übungen regelmäßig an den lauffreien Tagen zu absolvieren. So oft und und so lange, bis man ermüdet.

Unbedingt wichtig ist es, sich zwischen den Läufen Erholung zu gönnen. Wichtig ist auch, genügend zu trinken, wenn man viel schwitzt. Und für eine optimale Regeneration braucht ein Läufer viel Schlaf.

Ich laufe nur, wenn ich dazu Lust habe. Aber die habe ich meistens, denn mir macht das Laufen einfach Spaß. Ich meine, entweder man hat Spaß an einer Sportart oder man sucht sich besser eine andere. Die innere Einstellung beeinflusst sportliche Leistungen sehr. Es geht aber nicht nur um die Leistung.

Untersuchungen haben ergeben, dass die gesundheitsfördernden Vorteile des Laufens am größten sind, wenn man drei bis vier Mal pro Woche für 30 bis 45 Minuten läuft mit einer Geschwindigkeit von etwa 8 bis 10 Minuten Laufzeit pro Kilometer. Läuft man öfter, länger oder schneller, soll der positive Einfluss auf den Körper abnehmen.

Wenn man sich ein neues Ziel vornimmt, zum Beispiel, 45 Minuten ohne Gehpause zu laufen, so ist es notwendig, sich Zwischenziele zu setzen.

Das Langzeitziel wird in kleine Schritte aufgeteilt. Jeder einzelne Schritt muss bewältigbar sein. Man setzt sich ein Datum für jeden Schritt. Schließlich erlebt man es, wie das Ziel immer realistischer wird, wie das Erreichen des großen Ziels näher rückt. Und dann hat man es plötzlich geschafft. Belohnung nicht vergessen!

Läuft man mehr, als gut für einen ist, kann man in den Zustand des Übertrainings geraten. Im schlimmsten Fall reagiert der Körper mit Krankheit darauf. Dauernde Müdigkeit ist ein erstes Anzeichen der Überforderung. Weitere Anzeichen sind Gereiztheit, Appetitlosigkeit, Einschlafstörungen, wenn man nicht mehr wirklich schnell laufen kann, Herzklopfen bekommt oder ein

Ziehen über dem Herzen, Gewicht verliert, Durchfall oder Magenprobleme hat, Kopfschmerzen und keinen Spaß mehr hat.

Hier hilft es, sehr viel, um einige Stunden länger als sonst, zu schlafen, um sich zu regenerieren. Auch sollte man zusätzliche Ruhetage einlegen und sich wirklich ausruhen an diesen Tagen.

Es empfiehlt sich sowieso, nicht täglich zu laufen, sondern maximal jeden zweiten Tag. Ab und zu ein zusätzlicher Ruhetag tut gut. Es heißt, dass man nach drei Wochen Training immer eine Woche mit verminderter Belastung einbauen sollte. In dieser Woche trainiert man dann nur halb so viel. Das verbessert sogar die Leistung.

Steigerungen gegen Ende eines längeren Laufs helfen ebenfalls, sich zu verbessern. Man steigert etwa 30 Meter lang sein Tempo, wird aber nicht zu schnell, hält das schnellere Tempo etwa 40 Meter lang und wird dann auf den nächsten 30 Metern wieder langsamer bis zum gewohnten Tempo. Nach 100 Metern das Ganze wiederholen, bei einem Lauf 3-4 Mal machen. Ganz zum Schluss jedoch 10 Minuten Auslaufen wie üblich.

Wie trainiert man am besten bei Kälte? Erstens, man wärme sich schon zu Hause vor dem Laufen richtig auf. Mehrere Schichten von Kleidung aus funktionellem Material halten die Haut trocken. Man trainiert im Winter ein bisschen langsamer und weniger als bei normalen Temperaturen. Danach ist Auslaufen wichtig. Eine heiße Dusche unmittelbar nach dem Sport hilft, und dann sollte man sich gleich warm anziehen und etwas Heißes trinken, Tee zum Beispiel. Für das Laufen auf Schneebelag gibt es übrigens besondere Schuhe mit geeignetem Profil. Ich habe sie selbst noch nicht, möchte sie mir aber für den nächsten Winter kaufen. Dann werde ich von meinen Erfahrungen berichten.

Im Sommer sollte man sich vor der Sonne schützen und so wenig wie möglich anziehen. Im Hochsommer sollte man ohnehin möglichst am Morgen oder am Abend laufen, wenn es nicht so heiß ist. Bei Hitze sollte man langsamer laufen und noch mehr trinken, um dem Körper helfen, sich an die Belastung anzupassen. Auf alle Fälle eine Sonnenbrille und eine Schirmkappe tragen, wenn man in der direkten Sonne läuft. Nach Möglichkeit schattige Wege suchen, im Wald laufen. Oder, wenn es geht, läuft man wiegesagt am frühen Morgen oder am Abend.

Auf ausreichend beleuchteten, ebenen Wegen geht es auch nachts gut. Um sicher im Dunkeln zu laufen, tragen Sie reflektierende Kleidung, vielleicht eine Stirnlampe und um die Taille ein Blinklicht. Beachten Sie den Verkehr, passen Sie besonders gut auf, wenn Sie eine Straße queren. Probieren Sie die Route bei Tag aus, laufen Sie immer auf dem Gehsteig und nicht auf der Straße. Nehmen Sie Ihr Mobiltelefon mit und einen Ausweis. Eine Kappe mit Schirm hilft gegen blendende Autoscheinwerfer. Senken Sie den Blick, wenn Sie geblendet werden. Hören Sie bei Nacht keine Musik mit Kopfhörern.

Wenn man am Meer ist, sollte man so oft wie möglich barfuß im Sand laufen. Man hat dann direkten Kontakt mit dem Boden, was sich positiv auf den Laufstil auswirkt. Wenn Sie sich leichte Schuhe mit dünner und flacher Sohle kaufen, wird es auch auf Wiesen- und Waldboden kein Problem sein, darin zu laufen. Dabei kann man versuchen, auf dem Mittelfuß oder Vorfuß zu landen, wenn man sonst mit der Ferse aufsetzt.

Ob der minimale Schutz der dünnen Schuhsohlen auch auf Alphalt ausreicht, muss jeder selbst probieren. Wer zu schwer oder untrainiert ist, sollte sehr vorsichtig sein, um sich nicht zu verletzen. Ich habe mir Barfußlaufschuhe gekauft. Sie fühlen sich angenehm an bei den ersten Tests.

Die Trainingsdauer und den Kilometerumfang sollte man wöchentlich höchstens um 10 Prozent steigern. Die Fitness bessert sich schneller als die Belastbarkeit der Sehnen, Muskeln, Bänder und Knochen. Sie könnten möglicherweise einen langen Lauf oder ein hohes Tempo durchhalten, aber manche Bänder oder Muskeln sind noch nicht stark genug, um das mitzumachen und entzünden sich. Allgemeines Krafttraining verbessert die Festigkeit und Elastizität von Muskeln, Sehnen, Bändern und Knochen, aber es dauert seine Zeit.

Um schneller zu laufen, können Sie entweder längere Schritte machen oder die Schrittfrequenz erhöhen, also die Anzahl der Schritte pro Minute. Spielen Sie beides durch. Spitzenläufer haben eine hohe Schrittfrequenz von etwa 180 bis 200 Schritten pro Minute. Es hat Vorteile, schnellere Schritte und dafür kleinere zu tun: Bei kleineren Schritten kommt der Fuß näher unter dem Körperschwerpunkt auf, es wirken daher kleinere Kräfte auf das Knie und andere verletzungsanfällige Bereiche des Beins. Beim Langstreckenlauf fallen die Schritte generell kürzer aus als beim Sprinten. Zählen Sie Ihre Schritte pro Minute. Wenn sie mit der Schrittfrequenz spielen, erhöhen Sie sie jedoch nur wenig auf einmal.

Wer sich auf einen Wettkampf vorbereitet, wird wahrscheinlich einen speziellen Trainingsplan befolgen. Es gibt ganz allgemeine Regeln, Fehler zu vermeiden, die den Erfolg, die angestrebte persönliche Bestzeit, verhindern können.

Wenn Sie einen Marathon schaffen wollen, müssen Sie die Laufstrecke von 42,195 Kilometern bewältigen. Diese Leistung habe ich unlängst selbst zum ersten Mal vollbracht.

Bereiten Sie sich genügend lange vor. Das heißt, Sie sollten mindestens eineinhalb bis zwei Jahre regelmäßig trainiert haben, um diesen langen Lauf in Angriff zu nehmen. Machen Sie in der Vorbereitung einige lange Dauerläufe über zwei bis drei Stunden, natürlich nicht im Tempo des Marathons, sondern langsamer. Sie werden sehen, dass jeder Trainingplan dies empfiehlt. Laufen Sie wiegesagt nicht zu schnell dabei. Nur dann wird der für die Ausdauerleistung wichtige Fettstoffwechsel optimal trainiert.

Der Hauptzweck der langen Läufe ist, den Energiestoffwechsel zu optimieren, um eine bessere Fettverbrennung zu erreichen. Ist der Dauerlauf langsam und die Sauerstoffaufnahme hoch genug, gelingt es dem Körper, Fette in Bewegungsenergie umzuwandeln. Daher am besten nur Wasser trinken beim langen Lauf. Wer Kohlenhydrate zu sich nimmt, verhindert den Trainingseffekt. Sie können ein guter Marathonläufer werden, wenn Sie lange und langsame Trainingsläufe ausführen und dabei nur Wasser zu sich nehmen.

In den letzten drei Wochen vor dem Marathon sollten Sie sich dann zurücknehmen, um sich zu erholen. Das heißt aber nicht, überhaupt nicht, sondern nicht zu viel und nicht zu hart trainieren. Denn sonst hätten Sie am Wettkampftag nicht die volle Kraft eines ausgeruhten Körpers zur Verfügung.

Vor dem Rennen sollten Sie eine realitische Einschätzung für Ihre Zielzeit machen und sich beim Rennen nicht überfordern. Ein Fehler wäre, dass Sie die ersten fünf Kilometer zu schnell laufen. Damit leeren Sie Ihre wichtigen Kohlenhydratdepots gleich zu Beginn und diese Energie fehlt Ihnen dann am Ende des Marathons.

Wichtig ist auch, sich in den letzten Tagen vor dem Rennen bei der Ernährung keine unerprobten Risiken einzugehen. Vermeiden Sie diesen Fehler. Trinken Sie am Vortag sehr viel Flüssigkeit über den Tag verteilt. Keinen Alkohol. Es ist ratsam, keine tierischen Produkte zu sich zu nehmen, denn rein pflanzliche werden leichter verdaut. Nicht zu viel essen.

Frühstücken Sie am Tag des Rennens rechtzeitig, wählen Sie wiederum nichts Ungewohntes und nehmen Sie wieder keine tierischen Produkte zu sich. Essen Sie Vollkornprodukte und süßes Obst aber keinen Zucker. Das gibt lange Zeit Energie und verpufft nicht gleich. Man kann etwas Honig nehmen.

Damit dieses Frühstück nicht ungewohnt ist, probiert man rechtzeitig, sich so zu ernähren, am besten vor den langen Dauerläufen. Gut kauen, um gut zu verdauen, das ist gerade vor dem Marathon sehr wichtig.

Laufen Sie vom ersten Kilometer an im Kilometerschnitt, der zu Ihrer Zielzeit gehört, besser noch, etwas langsamer. Aufholen können Sie später immer noch. Orientieren Sie sich für die Bestimmung der Kilometerzeit am besten an den offiziellen

Kilometertafeln, den von Ihnen errechneten Zwischenzeiten und der Zeitangabe ihrer Uhr.

Während des Laufs sollte man zu den angebotenen isotonischen Getränken greifen, um die Leerung der eigenen Speicher hinauszuzögern. Zwischendurch kann man auch etwas Wasser trinken, vor allem, wenn man Energie-Gels zu sich nimmt. Bei den letzten Kilometern hilft Cola, das neben Zucker auch Koffein enthält, durchzuhalten.

Nach dem Marathon lassen Sie für zwei Wochen die Laufschuhe stehen. Erst danach kann man ganz langsam wieder zu trainieren beginnen. Wenn man zu lange pausiert, ist die Form möglicherweise ganz weg und Sie müssen von vorne anfangen. Aber erst nach weiteren zwei Wochen darf man sich auf ein nächstes Trainingsziel vorbereiten.

Das Wichtigste ist: Haben Sie Spaß am Laufen oder suchen Sie sich wie gesagt eine andere Sportart. Seien Sie zu Beginn nicht zu ehrgeizig. Sie dürfen sich nicht zu viel abverlangen.

Radfahren
Nach dem Winter macht man nichts falsch, wenn man so früh wie möglich auf das Rad steigt. Radtouren sind eine angenehme Abwechslung, insbesondere wenn man bemüht ist, überschüssiges Fett abzubauen. Man kann mit Radfahren sehr gut die Fitness verbessern. Radfahren ist sehr effektiv zur Stärkung der Streckmuskeln des Knies. Sie entwickeln auch die Wadenmuskeln, wenn Sie beim Radeln die Fußgelenke strecken. Arme und Oberkörper werden nur bei Sprints angestrengt.

Ihr Fahrrad sollte unbedingt auf Sie zugeschnitten sein. Sonst macht das Ganze keinen Spaß. Die richtige Position am passenden Rad ist individuell sehr verschieden und maximiert die aerodynamischen Bedingungen, die Kraftübertragung und die Bequemlichkeit dabei, sie minimiert das Verletzungspotenzial und unnötige Anstrengung.

Beim Radfahren bei hohem Tempo sitzen Sie mit vorgelegtem Oberkörper auf dem Sattel. Sie können in dieser Position mit optimaler Körperkraft in die Pedale treten. Schultern, Arme, der untere Rücken und die Bauchmuskeln kommen ins Spiel. Diese Muskeln müssen stark genug sein, damit Sie über längere Strecken maximale Unterkörperkraft aufbieten können.

Am besten trainieren Sie die Bauchmuskeln mit Crunches. Diese kennen Sie schon vom Krafttraining für das Laufen. Eine wertvolle Übung ist das Beinheben nach hinten. Eine weitere einfache Übung macht Sie auf dem Rad besser: Kniebeugen, bei denen Sie tief in die Hocke gehen.

Muskel-Training
Regelmäßiges Training der Muskeln wirkt sich ausgezeichnet auf Ihre Gesundheit aus. Machen Sie Liegestützen, Crunches und Ähnliches zu Hause. Übungen mit Hanteln sind ebenfalls geeignet, viele Muskeln zu kräftigen. Krafttraining ist die beste Art und Weise, die Knochendichte zu erhalten und zu verbessern und es macht Sie noch dazu schlanker und fitter. Bei Liegestützen ist wichtig, dass Sie den Blick stets gerade nach unten richten, wobei Wirbelsäule, Po und Knie eine Linie bilden.

Sie können zwei bis drei Mal wöchentlich Muskeltraining machen.

Es hilft nebenbei, die Haut zu straffen. Die Muskeln unterhalb der Haut werden stärker und halten so die Haut besser. Massieren Sie die betroffenen Hautpartien nach dem Training mit Olivenöl. Wenn Sie mögen, können Sie etwas Zitronensaft hinzugeben. Olivenöl strafft die Haut, macht sie elastisch und versorgt sie mit Vitaminen und ungesättigten Fettsäuren. Sie können auch eine fertige Lotion mit Olivenölzusatz nehmen.

Bergwandern
Das richtige Verhalten am Berg sieht so aus: Man sollte bereits fit in die Berge gehen, also vorher trainieren, um am Berg bereits fit zu sein. Am Abend vor einer Bergtour sollte man ausgiebig essen und trinken, am Morgen der Tour in Ruhe frühstücken.

Zu Beginn der Tour ist es wichtig, langsam loszugehen, um sich erst mal aufzuwärmen. Mindestens alle zwei Stunden sollte man eine Rast von zehn Minuten einlegen und dabei zumindest etwas trinken. Zwei bis vier Liter über den Tag verteilt sollten getrunken werden, jedoch kein Alkohol.

Fühlt man sich während des Wanderns müde oder erschöpft, sollte man sofort ausgiebig rasten. Dabei kann man Brote, Kekse oder Schokolade essen und sollte viel trinken. Wenn man sich danach nicht besser fühlt, ist es besser, umzudrehen, als einen Unfall zu riskieren.

Je höher man hinaufkommt, desto länger braucht der Körper, bis er sich akklimatisiert hat. Kopfschmerzen und Schlaflosigkeit sind Warnzeichen, dass es noch nicht der Fall ist.

Bouldern und Klettern

Bouldern heißt das Klettern an Felsen oder künstlichen Kletterwänden in Absprunghöhe, sodass man keine Seilsicherung braucht. Es ist auf einen sicheren Absprungbereich zu achten.

Beim Versuch, sich im Bouldern und Klettern zu verbessern, wird man viele Fehler machen. Die eigenen Erwartungen werden nicht gleich erfüllt werden. Also schrauben Sie sie zurück. Fehler sind ein absoluter Bestandteil, besser zu werden. Es ist gut, viele Fehler zu riskieren. Es macht auch überhaupt nichts, wenn jemand dabei zusieht. Jedoch ist stets auf die Sicherheit zu achten.

Versuchen Sie an verschiedenen Kletterwänden in Hallen Ihr Glück, gehen Sie neue, andere Routen im Klettergarten, machen Sie immer wieder etwas Neues. So lernen Sie schneller dazu. Und beobachten Sie Vorbilder genau.

Bleiben Sie an einer Problemstelle dran und probieren Sie es immer wieder, sie zu schaffen. Dadurch werden Sie besser. Ruhen Sie sich aus zwischen den Versuchen, aber nicht zu lange. Schauen Sie, wo Sie am Schlechtesten sind und üben Sie, was Sie nicht können, immer wieder. Eines Tages wird es klappen. Sie brauchen den festen Willen, es in Angriff zu nehmen. Wie Sie klettern, ist das Ergebnis Ihrer kleinen Gewohnheiten. Schauen Sie auf Ihre eigenen Prioritäten, jeder ist anders.

Klettern Sie mehr.

Zwei Mal zwei Stunden Training in zwei Tagen ist besser als ein Mal drei Stunden und ein Tag Pause.

Es ist niemals zu spät, um besser zu werden. Es kommt auf die Technik an, die kann man auch im Alter noch verbessern.

Die Füße sollten Sie so hoch wie möglich stellen. Ihre Zehen sollten greifen wie die Finger. Üben Sie das Greifen mit den Zehen.

Schauen Sie sich die Griffe an, die Sie am schlechtesten beherrschen und üben Sie viel auf ihnen. Konzentrieren Sie sich auf die jeweilige Verbesserung, nicht auf das Endresultat.

Experten wissen, mehr Fingerkraft braucht Jahre. Man muss die Finger mit Vorsicht trainieren.

Für das bessere Klettern sollte sich die Muskelverteilung in Richtung oben entwickeln, also oben mehr Muskelmasse als unten vorhanden sein. Dies erreichen Sie durch Liegestütze, Hanteltraining und Klettern. Muskeln sind etwas Plastisches, Sie wachsen, wenn sie gebraucht werden. Auch sollte sich Ihr Kraft-zu-Gewicht-Verhältnis verbessern. Sie sollten so wenig Körperfett wie möglich haben.

Beim Sportklettern ist der Unterarm das Zentrum der Ermüdung. Trainieren Sie an einer steilen Boulderwand. Üben Sie eine Route 4-7 Mal und rasten Sie sich 2-5 Minuten aus dazwischen.

Bei senkrechten Routen sollte die Hüfte so nah wie möglich an der Wand sein. Bei geneigten Wänden sollte der Körperschwerpunkt senkrecht über der Trittfläche sein.

Nutzen Sie alle Griffe und Tritte, die zur Verfügung stehen. Es macht selten Sinn, große Distanzen mit den Füßen zu überwinden. Setzen Sie die Füße langsam und zielgenau auf die anvisierten Tritte.

Eine gute Tritttechnik bedeutet, den Fuß geräuscharm, ohne Hektik, aufzusetzen. Dazu muss der Körperschwerpunkt über den anderen Fuß gebracht werden. Dies geschieht meist durch Hüftverschiebung, Verdrehen, oder durch das unter den Schwerpunkt treten. Versuchen Sie, viel Gewicht auf das andere Bein zu bekommen.

Sitzt der Tritt sauber, so muss der Fuß aktiv gegen die Wand gedrückt werden. Das kann beim frontalen Tritt dirch ein leichtes Heben der Ferse bewirkt werden. Beim Reibungstritt sollte die Ferse hängen, um die Berührungsfläche mit der Wand zu vergrößern.

Belasten Sie den Tritt und verschieben Sie erneut den Körperschwerpunkt, sodass Sie im Lot stehen und sich mit so geringer Armkraft wie nur möglich anhalten müssen.

Wenn Sie bestimmte Griffarten nicht halten können, liegt das vor allem daran, dass Sie mit dem Körper und den Beinen die von den Fingern aufzubringende Kraft nicht optimal reduzieren. Das geht mit Körperstabilisierung durch Rumpfkraft und Fußarbeit.

Vor allem im Überhang gilt grundsätzlich: Die Füße höher stellen.

Die Fingerkraft trainieren Sie, indem Sie zum Beispiel einen Tennisball kneten. Wie immer sie die Finger trainieren, seien Sie vorsichtig dabei, Fingersehnen sind empfindlich. Für die Kraftausdauer der Finger spulen Sie leichte Routen ab. Klettern Sie Routen mindestens ein, besser zwei Grade unter der Leistungsfähigkeit auf und abwärts und nutzen Sie verschiedenste Griffe dabei.

Üben Sie das Fallen, wenn Sie am am Seil klettern. Dies sollte jedoch unbedingt unter Anleitung eines Klettertrainers erlernt werden. Der Sichernde muss gewarnt werden, bevor man fällt. Dann sollte man sofort die richtige Position einnehmen, damit die Füße als Erstes an der Wand aufkommen. Es muss so automatisch gefallen werden, dass man gar nicht mehr darüber nachdenkt.

Ähnlich wie beim Laufen kann man sich sinnvollerweise auch nach dem Klettern etwa 15 Minuten abwärmen. Dazu leichte Boulderrouten oder Kletterrouten klettern. Danach die Gliedmaßen ausschütteln und leicht dehnen.

Sie erkennen, dass Sie vollständig regeneriert sind am Verlangen nach einer neuen Trainingseinheit. Spätestens nach drei Tagen Training sollten Sie eine Pause von einem Tag einlegen. Dies kann auch auf Wochen übertragen werden: drei Wochen Training, eine Woche Pause. Nach einem Tag intensiven Klettertrainings sollte man jedoch gleich einen Ruhetag machen.

Beim Kauf der Ausrüstung ist besonders auf Qualität zu achten. Die Sachen sollten Sie regelmäßig durchsehen, reinigen und pflegen.

Beachten Sie diese Kletterregeln:
Machen Sie sich mit Ihrer Ausrüstung vertraut.
Benutzen Sie nur normgerechte Ausrüstung (mit CE-Zeichen) und studieren Sie sorgfältig die Gebrauchshinweise.
Aufwärmen vor dem Klettern. Gymnastik und Warmklettern schützen Ihre Gelenke, Sehnen und Muskeln.
Partnercheck vor jedem Start. Kontrollieren Sie sich gegenseitig: Gurtverschluss,
Anseilknoten, ob an der richtigen Stelle eingehängt ist, Karabiner-Verschlusssicherung,
Sicherungsgerät, Knoten am Seilende.
Volle Aufmerksamkeit beim Sichern. Das Leben Ihres Kletterpartners liegt buchstäblich in Ihren Händen.
Lassen Sie Ihren Partner wissen, was los ist. Kommunikation verhindert Missverständnisse.
Nie Seil auf Seil bewegen. Ablassen nur über Umlenkungen aus Metall. Nie zwei Seile in denselben Karabiner/Topropehaken einhängen.
Schützen Sie Ihren Kopf. Ein Kletterhelm schützt Sie vor Kopfverletzungen bei Stürzen und Steinschlag.
Verhalten Sie sich rücksichtsvoll. Respektieren Sie die anderen Kletterer und informieren Sie sie über Fehler und Gefahren.
Beachten Sie Kletterverbote.
Immer daran denken: Es geht nicht um Heldentum.
Beim Bergsteigen ist immer die Ausnahme die Regel.

Lernen Sie richtiges Klettern unbedingt in einem Kurs. Und machen Sie bei einem alpinen Verein auch einen Kurs für Erste Hilfe am Berg. Vor Bergtouren holen Sie sich aktuelle Infos von Tourenportalen der alpinen Vereine. Zum Üben sind Klettergärten am besten geeignet. Es gibt dort viele verschiedene, kürzere Routen und die alpinen Gefahren sind kleiner.

Eine Schlechtwetterphase mit Nebel wird soundso besser bei Kaffee und Kuchen in der Hütte verbracht. Wenn man sich doch einmal verirrt, sollte man bleiben, wo man ist und entweder um Hilfe telefonieren oder ein Notsignal geben.

Beachten Sie alle Aspekte der sorgfältigen Planung und lassen Sie bei Bergtouren große Umsicht walten. Überlegen Sie: Wie wird das Wetter, ist es stabil genug?

Ein wichtiger Punkt ist die vollständige Packliste und die richtige Abschätzung der Gehzeiten. Eine Tour soll immer auf die Leistungskraft aller Teilnehmer zugeschnitten sein. Die gute Planung trägt enorm viel bei zum angenehmen Geschehen.

Je besser Sie einen Sport beherrschen, desto mehr Optionen werden Sie haben, mit unvorhergesehenen Situationen umzugehen oder ihnen vorzubeugen.

Wann immer Sie Angst haben am Berg, brauchen Sie die Aufmerksamkeit eines anderen Menschen, eines Trainers oder Sportkameraden oder Ihres Partners. Sie sind auf den anderen angewiesen, wenn Sie sich nicht selbst beruhigen können. Sie benötigen seine Einfühlung und er oder sie muss Geduld mit Ihnen haben. Er muss Ihnen Zuversicht vermitteln, sodass Sie ihm vertrauen.

Er soll zu Ihnen sagen:
Wir schaffen das.
Oder einfach nur:
Ich bin da.

Dabei sollte er Ihnen auch körperlich nah sein.

Bei Gefahr der Unterzuckerung nehmen Sie Traubenzucker und trinken dazu reichlich. Auch Limonaden und zuckerhaltige Cola-Getränke, Gummibärchen, Zucker, Honig, Obstsäfte und Brot helfen.

Trotz aller Gefahren ist der Berg ein Jungbrunnen. Am Berg registrieren Sie Ihre Umgebung intensiver und bewusster.

Damit archaische Grenzerfahrungen möglich sind, braucht man die Grundelemente Gefahr, Schwierigkeit und Exposition. Alpinismus beginnt dort, wo der Tourismus und dessen Infrastruktur aufhören, wo man sich freiwillig in eine schwierige, gefährliche Position bringt, für die man selbst die Verantwortung übernehmen muss.

In den Rucksack gehören: Regen-, Wind- und Fleecejacke, Mütze, Handschuhe, Reservewäsche, Thermounterwäsche, Karte des Gebiets, 1 Liter Wasser, Speck und hartes Brot, Traubenzucker oder anderes Zuckerhaltiges, Erste-Hilfe-Set, Biwaksack, Stirnlampe, Kerze und Zündhölzer, Sonnencreme, Sonnenbrille mit UV-Schutz und seitlichem Schutz, Informationen über Hütten und Touren, Klettersachen, ggf. Wanderstöcke.

Kraulen
Kraulen heißt auch Freistilschwimmen. Es ist die schnellste Art, sich im Wasser schwimmend fortzubewegen, wenn man es richtig macht. Daher wird es, wenn der Stil frei gewählt werden darf, bevorzugt eingesetzt. Es kann nur deshalb die schnellste

Schwimmart sein, weil bei ihm der Frontalwiderstand gegen das Wasser am niedrigsten ist.

Die Arme schwingen nahe der Körperachse außerhalb des Wassers. Dadurch, dass immer abwechselnd ein Arm zum Antrieb durch das Wasser gezogen wird, entsteht in Verbindung mit dem Abwärts-Beinschlag eine flüssige Bewegung.

Im Gegensatz zum Brustschwimmen befindet sich der Kopf nur dann über Wasser, wenn der Schwimmer Luft holen muss. Dazu wird der Kopf seitlich aus dem Wasser gedreht. Ausgeatmet wird im Wasser.

Der flüssige Bewegungsablauf des Kraulens sieht bei Könnern simpel aus. Doch wer als Anfänger versucht, loszukraulen, wird feststellen, dass es so einfach eben doch nicht ist. Sehen wir uns zum besseren Verständnis die Details an.

Der Beinschlag: Die Beine und Füße sind gestreckt und die Beine werden aus der Hüfte heraus so schnell wie möglich auf und ab bewegt. Wichtig ist zuallererst, richtig im Wasser liegen. Dabei darf das Becken nicht zu tief sein: Die Hüfte sollte nur geringfügig tiefer im Wasser liegen als die Schultern.

Bei der Abwärtsbewegung werden, bei etwa 30 Zentimetern Tiefe, die Knie leicht angezogen. Richtig macht man es, wenn dabei das Wasser nicht spritzt. Zuerst sinkt der Oberschenkel ab, dann schnellt der Unterschenkel nach. So als ob man einen Fußball kickt. Der Wasserdruck dreht das Bein und sein lockeres Fußgelenk dabei einwärts. Noch bevor der Fuß den tiefsten Punkt erreicht hat, wird durch den Oberschenkel die Aufwärtsbewegung eingeleitet. Hier folgen

Unterschenkel und Ferse nach. Die Fußgelenke sollen locker bleiben. Man sollte die Füße nicht in Schürhakenform anziehen, sondern sie strecken.

Das Bein darf während der Aufwärtsbewegung nicht zu hoch gehoben werden oder gar aus dem Wasser schauen. Denn dann wird die Hüfte nach unten gedrückt. Es sollte sich auch nicht zu tief hinunter bewegen, denn das macht auch mehr Widerstand. Man sollte nicht Rad fahren mit den Beinen: Bei der Aufwärtsbewegung bleibt das Bein gestreckt, denn würde es gebeugt, würde das abbremsen.

Der optimale Beinschlag erfolgt drei Mal pro Armzug. Das macht bei zwei Armzügen (einer links, einer rechts) sechs Beinschläge.

Der Kraularmzug: Zur Beinbewegung kommt die Armbewegung. Der Armzug muss den Vorschub bringen. Man muss sich vorstellen, dass man mit den Armen abwechselnd einen großen Kreis zieht. Dabei taucht man zuerst die Hand ins Wasser und danach den ganzen Arm. Den Arm, der sich unter Wasser befindet, ziehe ich kräftig nach hinten. Nach dem Ziehen schwinge ich den Arm über Wasser wieder nach vorne. Allerdings sollte dies möglichst nah am Körper und mit angewinkeltem Arm geschehen, um Kraft zu sparen.

Für Anfänger ist es einfacher, wenn man die Armbewegungen zunächst nur mit einem Arm übt und zur Hilfe mit dem anderen Arm ein Schwimmbrett hält. Der Arm langt gestreckt nach vorne, der Daumen zeigt in Schwimmrichtung. Dann erfolgt das Wasser-Fassen, wobei die Hand eine flache Schaufel ist, die möglichst weit vor dem Körper und Kopf ins Wasser eintaucht. Man kann sich vorstellen, dass die Fingerkuppen die

Armbewegung anführen und eine Leuchtspur im Wasser ziehen. Diese Leuchtspur ist eine Gerade unter dem Körper. Die Arme sollten nicht übergreifen über die Körperlängenachse. Das führt nämlich zu Schlängeln. Richtig ist, dass die Hand durch den Wasserdruck nicht abknickt. Der Arm sollte möglichst widerstandsarm eintauchen, mit dem Mittelfinger zuerst, wobei der ganze Körper um Längsachse rotiert, was eine günstigere, stromlinienförmige Lage bewirkt.

Bis der Arm unter Wasser auf Schulterhöhe ist, zieht man sich nach vorne. Dabei wird der Arm im Ellbogengelenk um ca. 90 Grad gebeugt. Der Ellbogen wird hoch gehalten. Dann drücken Hand und Unterarm das Wasser unter dem Brustkorb und dem Bauch in Richtung Zehenspitzen zurück. Danach schwingt die Hand nahe dem Oberschenkel aus dem Wasser, mit der mit Kleinfingerkante nach oben. Der Arm erhebt sich mit Nachdruck aus dem Wasser, sodass ihm Schwung mitgegeben wird. Das ermöglicht dem Arm, sich beim Vorschwingen zu erholen. Der Ellbogen ist hoch.

Beim Atmen liegt der Kopf seitlich dem Wasser. Unter Wasser wird ausgeatmet, dann dauert das Einatmen, bei dem der Kopf heraußen sein muss, minimal lang. Während des Einatmens erfolgt auch eine leichte seitliche Drehung des Körpers. Man dreht sich leicht um die Längsachse, einmal nach links, einmal nach rechts und so weiter.

Die folgenden Übungen helfen, das Kraulen zu erlernen.

Es empfiehlt sich, zuerst das schöne Gleiten zu üben: Vom Beckenrand abstoßen und möglichst weit und ganz flach auf dem Wasser liegen. Später die Beinbewegung und dann die Armbewegung hinzunehmen. Erst klappt es nur für ein paar Züge, dann immer länger. Das Schwierigste ist wohl das seitliche Luftholen.

Ein Schwimmbrett, das gibt es im Sportgeschäft zu kaufen, am oberen Ende fassen für eine stabile Wasserlage und den Beinschlag üben. Den Kopf dabei senken und im Wasser ausatmen.

Die Armbewegungen zuerst mit einem Arm üben, mit dem anderen Arm das Schwimmbrett halten.

Oder die Beine halten das Schwimmbrett, der linke Arm bleibt gestreckt, der rechte Arm krault.
Ohne Schwimmbrett üben: In Seitlage 3, später 6 oder 12 Beinschläge durchführen, wobei sich der untere Arm vorne befindet, der andere Arm an der Seite anliegt und sich das Gesicht im Wasser befindet. Danach die Seite wechseln und wiederholen.

Mit dem ganzen Körper unter Wasser tauchen und in Stromlinienposition den Beinschlag üben. Die Arme sind dabei vor dem Körper eng ausgestreckt.

Mithilfe einer Schwimmbrille kann man entgegenkommende Schwimmer orten und sich an den Linien unter Wasser orientieren.

Anfangs am besten nur so viel schwimmen, wie man auch gut schafft. Und wenn es nur 25 Meter am Stück sind. Kleine Schritte bringen einen vorwärts, wie es bei Vielem der Fall ist. Mit so vielen Zügen anfangen, die man ohne Luftholen schwimmen kann. Da bleibt man schön gerade im Wasser und kann sich auf ein paar Armzüge konzentrieren. Danach auf 25 Meter steigern, mit Atmen. Man sollte sich bemühen, schön zu schwimmen. Es kommt zunächst nicht auf das Tempo an. Hängen jedoch die Beine herunter, so schwimmt man zu langsam. Erst sollte man ein Gefühl für das Wasser bekommen, für den langen Armzug, das ruhige Gleiten. Keine Hektik. Am Anfang ist es am Wichtigsten, ruhig zu schwimmen.

Es geht hauptsächlich darum, bestimmte Aspekte des Kraulens einzeln zu erlernen und nach und nach ins Schwimmen zu integrieren. Es ist wichtig, sich ganz langsam aufzubauen, immer wieder Pausen zwischendurch zu machen. Danach konzentriert man sich neu.

Die richtige Wasserlage ist auch eine Frage der Körperspannung. Die Beine sind möglichst lang zu strecken. Sie bewegen sich locker ohne große Amplitude rauf und runter. Man versucht, sich lang zu machen und den Rumpf anzuspannen. Die Beinarbeit ist nicht der Schlüssel für eine bessere Wasserlage. Die bekommt man aufgrund der Körperspannung.

Wie gesagt, für den Anfang Arme und Beine getrennt trainieren. Ein paar Bahnen nur mit den Armen schwimmen, das Brett zwischen Beinen, dann ein paar Bahnen nur Beine, dann erst beides zusammen üben. Dabei sich in Ruhe auf die einzelnen Dinge konzentrieren.

Merke: Nur wer sehr viel krault, lernt Kraultechnik und Ausdauer im Kraulen.

Skifahren
Besonders im Frühjahr bei gutem Wetter, wenn es nicht mehr so kalt ist, ist das Skifahren ein Sport, der

sehr viel Spaß macht. Wer nicht so gut fährt, sollte sich immer vor Augen halten, dass er in jeder Situation wirklich sicher bremsen und ausweichen können muss. Dementsprechend wählt jeder sein Tempo.

Wenn man guten Skifahrern zusieht, kann man sich vieles aneignen. Der Oberkörper wird ruhig, gerade und stabil, talwärts gerichtet, gehalten, so als würde man ein Tablett vor sich hertragen, von dem nichts herunterfallen soll. Nur die Beine bewegen sich im Fuß- und Kniegelenk. Damit fährt man ökonomischer und stabiler.

Der Außenski rutscht vor allem auf harten und eisigen Pisten gerne nach außen weg. Dagegen hilft es, statt beide Beine gleich zu belasten, in der Kurvenausfahrt den Außenski stärker zu belasten und dabei aktiv innen zu kanten.

Wer sich nach einer Kurve in der Rücklage wiederfindet, verliert leicht die Kontrolle über seine Ski. Bei der Kurveneinfahrt geht es in der Falllinie den Berg hinunter. Um das auszugleichen, den Körper aktiv nach vorne bewegen. Das Ziel ist, immer mittig über dem Ski zu bleiben.

Solange man den Druck des Skischuhs am Schienbein spürt, ist die Position richtig. Wenn die Haut sich an diesen Stellen aufscheuert, sollte man sich spezielle Gelpolster kaufen, die zwischen Skischuh und Schienbein getragen werden.

Die Beine sollen maximal hüftbreit geöffnet sein. Optimal ist die Beinstellung, wenn zwischen die beiden Ski eine Hand passt. Wer Skifahren noch im alten Stil gelernt hat, hält die Beine zu eng zusammen, das machte man beim Wedeln so.

Der Hüftknick beim Skifahren ist nur nach vorne und nicht seitlich, denn durch den seitlichen Knick in den Kurven wird der Oberkörper unruhiger und somit auch das gesamte Fahrverhalten. Man bleibt also im Oberkörper stets ruhig und hält auch die Arme ruhig nach vorn und auseinander, als ob man jemanden in den Arm nehmen möchte. In den Knien, der Hüfte und im Sprunggelenk ist man weich und ruhig, um die Unebenheiten abzufangen. Ohne seitlichen Hüftknick kann man viel leichter Druck auf die Kanten ausüben und hat mehr Druck auf dem Innenski.

Sehr gut ist die Fliegerübung: Man streckt die Arme zur Seite aus, fährt so relativ steif den Berg hinunter und legt sich dann wie ein kleines Kind, das spielt, ein Flugzeug zu sein, in die Kurven.

Wenn ich am Kurvenausgang bin, richte ich die Skier wieder auf, in dem ich beide Knie gleichzeitig wieder in die Senkrechte bringe, um sie dann gleich wieder auf die andere Seite abknicken zu lassen, was dann die Kurve in die andere Richtung einleitet. Die Spitzen der Skier sind parallel.

Wenn man nur zwei schmale Spuren sieht, die wie Schienen aussehen, dann war das ein richtiger Carvingschwung.

Um in einer Buckelpiste eine Kurve zu fahren, werden oben auf dem Buckel die Beine gebeugt und gleichzeitig die Skier gedreht. Dieses Anziehen der Beine muss deutlich ausgeführt werden, um den Buckel auszugleichen. Vor allem, wenn die Buckel auf einer vielbefahrenen Piste im Laufe des Tages immer höher werden und damit schwieriger zu fahren sind.

Mit etwas breiteren Skiern ist das Tiefschnee-Fahren einfacher. Die breiteren Ski werden vom Schnee nach oben gedrückt, schwimmen auf und das das erleichtert das Drehen. Im Tiefschnee sollen die Beine in der Kurve möglichst gleichmäßig belastet werden. Der Körperschwerpunkt liegt etwas weiter hinten. Aber Vorsicht: Die Betonung liegt auf etwas. Der Körperschwerpunkt bleibt dabei nahezu in der Mitte. Wird er zu weit nach hinten verlagert, sinken die Ski hinten zu stark ein. Kurvenfahren und Drehen wird dadurch schwerer und anstrengender.

Die Bindung sollte man auf das aktuelle Körpergewicht und das Fahrkönnen einstellen lassen. Nach zwei bis drei Skiwochenenden sollte man die Kanten wieder schleifen lassen.

Kaufen Sie sich gut sitzende Skischuhe. Funktionelle Skiunterwäsche ist teuer, doch sie ist den Preis wert.

Den Skitag beginnen Sie am besten mit einer leichten Strecke. Tragen Sie immer einen Skihelm.

Das richtige Verhalten auf der Piste
Niemanden gefährden oder schädigen.
Die Fahrweise und die Geschwindigkeit dem eigenen Können und den Verhältnissen anpassen (Fahren auf Sicht!).
Die Fahrlinie der vorderen Skifahrer respektieren.
Überholen nur mit genügend Abstand.
Vor dem Anfahren und beim Queren: Blick nach oben. (Wichtig: Diese Regel räumt dem von oben kommenden Skifahrer kein Vorrangsrecht ein!)
Anhalten nur am Pistenrand oder an übersichtlichen Stellen.

Auf- und Abstieg nur am Pistenrand.

Markierungen und Signale beachten.

Hilfe leisten, Rettungsdienst alarmieren.

Als Unfallbeteiligter oder Zeuge Personalien angeben.

Eislaufen

Es empfiehlt sich, dass die Kufen hinten länger als der Schuh sind und die Kanten eine Höhlung in Längsrichtung aufweisen. Grundsätzlich ist wichtig, auf der der Innenkante zu fahren. Man geht leicht in die Knie und beugt sich nach vorne.

Als Erstes muss man das Bremsen erlernen. Dazu beginnen Sie mit der Pflugbremse. Sie stellen sich an den Rand und halten sich gut fest. Dann schieben Sie mit einem Fuß seitlich über das Eis, um ein Gefühl für den Widerstand zu entwickeln.

Später fahren Sie mit mäßiger Geschwindigkeit vorwärts, beugen die Knie leicht und verlagern das Gewicht auf das eine Bein, das weiter gleitet, während Sie das andere Bein mit nur wenig Belastung mitlaufen lassen.

Ich stelle es langsam in eine nach innen gedrehte schräge Position vor mich. Die Kufe schabt leicht über das Eis und ich verstärkte den Druck auf diese Kufe vorsichtig. Die Arme halte ich dabei seitlich, mit den Händen auf Bauchhöhe, für das Gleichgewicht. Sie müssen erst das richtige Gefühl für die Dosierung des Kantendrucks entwickeln. Wer besser eislaufen kann als ich, bremst mit beiden Kufen gleichzeitig zur selben Seite gedreht.

38

Danach könnten Sie das Rückwärtsfahren erlernen, wenn Sie wollen. Ich übe noch.

Der Puls
Sitzt oder liegt man, befindet man sich im Bereich des Ruhepulses.

Bei leichter Bewegeung steigt der Pulswert in den Bereich des regenerativen Trainings. Dieser Bereich passt für das Aufwärmen vor und das Abkühlen nach einer sportlichen Belastung. In diesem Bereich sollte man fürs Erste bleiben und bis zu 60 Minuten lang trainieren. Es ist grundsätzlich gut für Gesundheit und Wohlbefinden, sich in diesem Pulsbereich aufzuhalten.

Danach kommt der Bereich, in dem die Energie immer noch unter Nutzung von Sauerstoff gewonnen wird. Es kann also vermehrt körpereigenes Fett verbrannt werden. Trainingseinheiten in diesem Bereich bringen mit sich, dass das Herz-Kreislauf-System ökonomischer arbeitet. Wiederum sind etwa 60 Minuten Training optimal.

Danach kommt der Bereich des Ausdauer-Trainings. Hier zu trainieren, sorgt für eine Zunahme der Enzyme und der Mitochondrien, die sich in den Muskelzellen befinden. Etwa 45 Minuten sollte man in diesem Bereich trainieren.

Danach kommt das leistungsorientierte Training, bei dem der Körper seine Energie zunehmend ohne Sauerstoffverwertung gewinnen muss. Der Fettstoffwechsel ist fast ausgeschaltet. Es kann zu einem Muskelkater kommen. In diesem Bereich sollte man sich nur selten und mit Vorsicht mit Vorsicht bewegen als Hobbysportler und vor allem als Anfänger.

Den Maximalpuls wirklich richtig zu bestimmen, erfordert eine sportmedizinische Untersuchung. Wer diese nicht über sich ergehen lassen will, sollte wenigstens wissen, in welchem Bereich er ungefähr liegt. Hat man zum Beispiel einen Muskelkater am nächsten Tag, ist der Puls wohl zu hoch gewesen, die Anstrengung zu groß gewesen. Man macht es beim nächsten Mal besser und entwickelt nach und nach ein Gefühl für das Ausmaß der jeweiligen Belastung.

4 – Gedanken

Experimente haben gezeigt, dass die Durchführung eines Trainings bloß in der Phantasie bereits die Muskelkraft erhöht. Einen deutlicheren Hinweis auf die Wichtigkeit des Mentalen kann es wohl kaum geben. Umgekehrt regt die körperliche Bewegung die Durchblutung des Gehirns an, sodass sich vermehrt Synapsen bilden. Es ist also eine gegenseitige positive Beeinflussung gegeben. Auch Läufer können ihre Ausdauer beim Laufen durch gedankliches Training erhöhen.

Bewegen Sie sich viel, doch machen Sie auch die nötigen Pausen. Schalten Sie auch gedanklich immer wieder ab. Gönnen Sie sich viele Pausen, in denen Sie von jeglichem Druck befreit sind. Blicken Sie in den leeren Himmel, spazieren Sie im Wald, genießen Sie die Stille.

Wer Sport betreibt, fasst meistens ein Ziel ins Auge:

Ich möchte auf diesen bestimmten Berg wandern.

Ich möchte 15 Kilometer laufen.

Ich möchte die schwarze Abfahrt schaffen.

Wie erreicht man diese Ziele am besten?

Definieren Sie kleinere Zwischenziele, die in Summe zu Ihrem größeren Ziel führen. Entwerfen Sie einen schriftlichen Plan. Legen Sie fest, wann Sie das erste kleinere Ziel erreichen wollen. Jedes Zwischenziel muss realistisch und bewältigbar sein. Setzen sie ein Zeitlimit, bis wann Sie jeden Schritt gemacht haben möchten.

Wählen Sie Ihre Belohnung für das erste erreichte Zwischenziel.

Den ersten Schritt versuchen Sie sofort.

Wenn Sie 30 Liegestütze schaffen wollen, aber noch keine können, so fangen Sie mit dem Erlernen eines Liegestützes an. Heute noch, am besten jetzt. Bedenken Sie, wenn Sie auf perfekte Bedingungen warten, werden Sie vielleicht niemals beginnen, die ersten Schritte Richtung Ziel zu unternehmen. Ziele zu zerlegen ist die allerbeste Methode, sie zu erreichen. Man kann sie beim Laufen, Klettern, Schwimmen, bei Liegestützen und Klimmzügen anwenden.

Wenn Sie merken, dass ein Zwischenschritt doch mehr Zeit benötigt, so korrigieren Sie den Plan einfach. Das geht in einer digitalen Version leichter. Aber bemühen Sie sich zuerst wirklich, das Zwischenziel zu schaffen.

Die selbst gesteckten Ziele zu erreichen, hat tiefgreifende, positive Veränderungen zur Folge. Das werden Sie am eigenen Leib erleben. Sie werden sich wie neu geboren fühlen.

Auf jedes Ziel möchte ich mich richtig vorbereiten. Dazu gehört auch der mentale Anteil. Ich glaube an mich. Wenn ich zweifle, stelle ich mir gleich wieder vor, wie ich es doch schaffe, und wiederhole diese Gedanken immer wieder. Das ist auch eine Art Üben und es stärkt den Willen. Auf ein Ziel gerichtete Entschlossenheit strafft jeden Muskel und erfüllt ihn mit belebendem

Fluidum. Es funktioniert natürlich nur gemeinsam mit den richtigen körperlichen Vorbereitungen.

Ich fragte mich:

Was bewegt mich, mich sportlichen Herausforderungen zu stellen?

Es ist die Verwirklichung einer schönen Vision von mir selbst. Ich sehe mich, wie ich meine persönliche Höchstleistung vollbringe und das macht, dass ich mich gut fühle. Ich schiebe meine Grenzen hinaus, das macht Spaß, auch wenn es manchmal ziemlich anstrengend ist.

Die richtigen Gedanken helfen dem Körper nicht nur vor dem, sondern auch während des Sports. Bei zunächst ungewohnten längeren Läufen kann man sich ermuntern, indem man sie gedanklich in Unterabschnitte teilt. Mit diesen kam man schließlich schon zurecht.

Ist man etwa bei der Hälfte, so denkt man sich: Jetzt laufe ich nur mehr nach Hause, wie schön. So bringt man sein Herz ins Ziel, der Körper folgt gerne nach.

Bei Misserfolgen, egal ob Sie zu viel gegessen haben, oder ein sportliches Ziel nicht erreicht haben, denken Sie: Ich mache es von Mal zu Mal besser. Ich lerne aus jedem Fehler.

Sie können es. Sie machen das Beste aus sich. Zweifel daran entfernen Sie so schnell und restlos wie möglich aus ihrem Bewusstsein.

Betrachten Sie die Dinge täglich mit frischen Augen, sehen Sie immer wieder neue Facetten der Welt. Freuen Sie sich darüber und genießen Sie die Schönheit und den Wert des Lebens.

Lassen Sie sich nicht von eingebildeten Bedürfnissen einfangen. Spüren Sie Ruhe in sich. Es ist meistens egal, ob etwas diese oder nächste Woche fertig wird oder in einem Monat. Alle Sorgen um Termine sind zum größten Teil nicht der Mühe wert. Seien Sie froh über diese Erkenntnis.

Ihre Freude am Leben soll Jahr für Jahr wachsen. Das Morgen wirkt dann immer reizvoller als das Gestern.

Gestalten Sie eine beruhigende, harmonische Partnerschaft. Wenn man einander kennenlernt, ist man verliebt. Alles fällt leicht, denn Verliebte sind mutig und stark. Wie man aus diesem schönen Zustand in eine glückliche langjährige Partnerschaft hinein geht, ist nicht mehr ganz so leicht. Doch es gibt konkrete Maßnahmen, mit denen es gelingen kann.

Versuchen Sie aktiv, Ihren Partner und seine Interessen zu verstehen. Jeder möchte, dass der andere versteht, was man selbst denkt und fühlt. Beachten Sie seine Vorlieben, Wünsche und Träume, auch wenn sie für Sie nicht die gleiche Bedeutung haben.

Aber machen Sie auch regelmäßig und nicht zu selten etwas alleine. So wird Ihr Partner Sie als eigenständige Person achten. Und Achtung ist es, auf die Liebe wesentlich aufbaut. Gönnen Sie auch Ihrem Partner eigenständige Erlebnisse. Erzählen Sie einander von Ihren Erlebnissen.

Haben Sie Geduld, wenn es Tiefpunkte gibt. Sprechen Sie miteinander offen über Ihre Ängste und Probleme. Berühren Sie einander. Machen Sie es sich daheim gemütlich und verbringen Sie auch schöne Zeiten in der Natur.

Seien Sie Ihrem Partner dankbar dafür, dass er da ist. Ändern Sie diejenigen Gewohnheiten, die Ihren Partner stören und ohnehin nicht zu Ihrem Wesenskern gehören. Erleichtern Sie Ihrem Partner das Leben, helfen Sie ihm, fördern Sie einander. Wahre Liebe schränkt nicht ein, sondern sie befähigt beide Partner, weiter zu wachsen.

Mehr Tipps habe ich in meinem E-Book Das ABC der Liebe dargelegt, das Sie bei Amazon erhalten.

5 – Rundum gesund

Hier stehen in alfabetischer Reihenfolge Tipps, wie Sie mit einfachen Mitteln Ihre Gesundheit fördern können.

Altern
Wie wir altern, wird durch das Zusammenwirken von Genetik und Umwelt bestimmt. Wir können die Art und Weise unseres Alterns also optimieren. Dazu benötigen wir keine Zaubermittel oder eine besondere Diät, sondern es genügt, wenn man die heutigen Erkenntnisse der Alternsforschung umsetzt. Ein gewisser Lebensstil wirkt sich gut aus: früh aufstehen, genug schlafen, regelmäßige Bewegung, maßvoll essen und trinken, vielfältige geistige Tätigkeit.

Ganz besonders wichtig ist es, in gut funktionierenden privaten und beruflichen Beziehungen zu leben und bis zum Schluss aktiv zu bleiben. Wir sollten jetzt schon lernen, immer wieder den Anschluss an sich vollziehende Entwicklungen zu finden.

Beine
Risikofaktoren für Besenreiser und Krampfadern sind mangelnde Bewegung und langes Sitzen. Brausen Sie die Beine von unten nach oben mit kaltem Wasser ab. Massieren Sie danach Rotes-Weinlaub-Creme ein. Machen Sie so oft wie möglich kleine Spaziergänge, auch in der Mittagspause. Tragen Sie vorbeugend (besonders auf langen Reisen) Kompressionsstrümpfe. Legen Sie Ihre Beine möglichst oft hoch. Auch nachts sollten die Füße etwas höher liegen als der Kopf.

Ersetzen Sie gegebenenfalls hochhackige Pumps (stundenweise) durch flache Schuhe. Trinken Sie jede Stunde 1 Glas Wasser. Essen Sie viel Fisch, z. B. Hering oder Makrele. Für gute Durchblutung sorgen Ingwer, Chili und Pfeffer.

Cholesterinspiegel, hoher

Schreiben Sie eine Woche lang auf, was Sie jeden Tag essen. Seien Sie ehrlich dabei. Dann, wenn Sie Ihre Essgewohnheiten genauer kennen, versuchen Sie, einzelne Speisen durch gesündere Varianten zu ersetzen. Lesen Sie die Angaben zu den Inhaltsstoffen und vermeiden Sie nach Möglichkeit weitgehend alles, was viele gesättigte Fette und Transfette enthält. Essen Sie beispielsweise ein Joghurt mit wenig Fett statt des fettigen Kuchens am Nachmittag. Schreiben Sie diese neu gewählten Speisen auch auf. Seien Sie sparsam mit fettreichem Fleisch, Butter, Palmöl, Frittiertem, Margarine, Sonnenblumenöl, Mayonäse und vorgefertigten Dressings. Essen Sie viele Früchte, Vollkornprodukte, Nüsse, Samen, viel Gemüse, verschiedene Bohnen, Linsen, Sardinen, Thunfisch, Lachs, Olivenöl, Avocados. Einfach gesagt, essen Sie weitgehend vegetarisch. Das wird sich auch positiv auf Ihr Gewicht auswirken.

Haut

Wer draußen viel Sport betreibt, setzt seine Haut der Sonne, dem Wind und manchmal extremen Temperaturen aus. Dies hinterlässt Spuren in der Haut. Einige Regeln helfen, die Spuren gering zu halten.

Trinken Sie so viel Wasser wie möglich. Stellen Sie sich am Morgen zwei oder drei Flaschen an einen bestimmten Platz, die Sie über den Tag verteilt austrinken. Essen Sie viel Obst und Gemüse.

Um die Haut zu straffen, helfen Gymnastikübungen und Ausdauersport. Die gut entwickelten Muskeln halten die Haut besser.

Massieren Sie die Haut mit Olivenöl. Wenn Sie mögen, können Sie etwas Zitronensaft hinzugeben.

Die Hautalterung geht zu einem hohen Anteil auf ultraviolettes Licht zurück. Tragen Sie stets einen Sonnenschutz mit ausreichendem Lichtschutzfaktor auf, vor allem, wenn Sie in der Mittagssonne draußen sind. Besser ist es, die Mittagssonne zu meiden, vor allem im Sommer.

Reinigen Sie Ihre Haut sorgsam und pflegen Sie sie nach. Sie muss täglich von Verschmutzung, Hautschüppchen, Schweiß, Talg und Make-up befreit werden. Wählen Sie beim Waschen die Wassertemperatur so kühl wie möglich und vermeiden Sie langen Wasserkontakt, damit der Haut keine Feuchthaltesubstanzen entzogen werden.

Ingwer
Er hemmt Entzündungen, fördert die Durchblutung und wärmt. Ingwer hilft gegen Reisekrankheit und bei Grippe und fördert die Verdauung. Als Tee zubereitet, kann er seine Wirkung voll entfalten. Man schneidet ein 1 cm langes Stück ab, zerkleinert es in dünne Scheibchen und übergießt diese mit einem viertel Liter kochenden Wasser. 10 Minuten ziehen lassen, einen Löffel Honig hinein, je nach Vorliebe, und warm trinken. Die

Scheibchen kann man entweder übriglassen oder aufessen.

Magen

Wenn Sie sich im Magen nicht wohlfühlen: Teezubereitungen wahlweise mit Anis, Kümmel, Fenchel, Kamille, Minze, Ingwer, Salbei, Süßholzwurzel und Gewürznelke können helfen.

Müdigkeit

Was tun, Kaffee trinken oder schlafen? Es hängt von der Situation ab und natürlich von den Möglichkeiten. Bei schlechter Laune hilft es, einen Kaffee zu trinken, und sich dann eine halbe Stunde zu einem Mittagsschlaf hinzulegen. Meistens wacht man dann fröhlicher auf. Ein Nickerchen zu Mittag hilft auch, wieder geistig frisch und kreativ zu werden. Legen Sie sich hierfür eine Stunde hin. Wenn Ihr Kopf schmerzt, können Sie auch Kaffee trinken, statt eine Tablette zu nehmen, am besten einen Espresso. Aber Vorsicht, der übermäßige Konsum von Koffein kann auch Kopfschmerzen verursachen.

Lernen

Wir sollten nicht aufhören, zu lernen. Das erreichen wir, indem wir nicht zu beschaulich leben. Der Geist will trainiert sein, das ist unabdingbar. Nur durch lebenslanges Lernen können wir auch noch im hohen Alter Freude am Leben haben. Dazu müssen wir immer wieder aus der Routine aussteigen, immer wieder einmal etwas ganz anderes machen. Herausforderungen suchen, die anregend wirken. Es ist nie zu spät, mit diesem wichtigen Prinzip zu beginnen.

Das Leben wird durch Lernen nicht nur reicher, sondern auch besser, schöner, länger. Nutzen Sie die Ihnen gegebene genetische Ausstattung optimal und gestalten Sie Ihr Leben abwechslungsreich. Es wird natürlich immer Höhen und Tiefen geben, aber unterm Strich wird es so ein erfülltes Leben werden.

Mundgeruch
Mindestens zweimal täglich gründliches Zähneputzen ist ein Grunderfordernis. Besser noch ist es, morgens, mittags und abends Zähneputzen mit je einer Zahnbürste dafür. Durch den längeren Trocknungsvorgang auf den Borsten der Zahnbürsten können sich die Bakterien, die aus dem Mund stammen, nicht auf der Zahnbürste vermehren.

Einmal täglich empfiehlt sich das Reinigen der Zähne mit Zahnseide und Zahnzwischenraumbürsten, um Plaque und Speisereste zu entfernen. Es stärkt auch das Zahnfleisch.

Ziel der Mundhygiene ist es, der Ansiedlung von schädlichen Keimen und der Zahnfleischtaschenbildung entgegenzuwirken und somit Parodontose und Karies zu verhindern. Besonders Parodontose führt zu Mundgeruch.

Immer ordentlich und ausgiebig kauen. Mindesten 3 Liter pro Tag trinken. Tee von Pfefferminze, Anis, Zimt, Kümmel aber auch Grüner Tee, helfen gegen Mundgeruch. Pfefferminzbonbons lutschen, Kaugummi kauen. Die positive Wirkung des Kaugummis kommt vor allem von der Anregung der Speichelproduktion her.

Um den Speichelfluss anzuregen, kann man weiters einige Tropfen Zitrone auf die Zunge tropfen und

Mineralwasser nachtrinken. Wer ausreichend trinkt, hat generell mehr Speichel und dieser verhindert die Anlagerung von Speiseresten und die Ansiedlung von Bakterien.

Bei Entzündungen im Mundraum helfen Gewürznelken. Sie wirken neutralisierend und schmerzlindernd. Oder Fenchel- und Anissamen kauen.

Wenn Magenprobleme zu schlechtem Atem führen, eine geröstete Kaffeebohne zerkauen, dies neutralisiert den sauren Geruch. Gegen schlechten Atem kann man auch Wacholderbeeren oder frische Petersilie zerkauen. Gewürznelken kauen zwischen den Mahlzeiten oder mit Nelkenöl nach dem Zähneputzen gurgeln.

Ist die Ursache der Kaffeegenuss, hilft als Gegenmittel oftmals schon ein Glas Wasser zu trinken, dadurch werden die Säuren aus dem Kaffee neutralisiert. Oder Sie meiden Kaffee, Bier und Wein sowie sämtliche Lebensmittel, die zu einem schlechten Atem führen.

Bei Mundgeruch hilft auch der vielseitig einsetzbare Ingwer. Legen Sie sich eine dünne Scheibe frischen Ingwer auf die Zunge. Die ätherischen Öle erfrischen den Atem, außerdem lindert Ingwer Verdauungsstörungen.

Gegen schlechten Geschmack und Geruch hilft es, sich den Mund ordentlich auszuspülen. Ganz einfach können Sie dazu Wasser verwenden. So werden Speisereste und Beläge weggespült oder zumindest reduziert. Sie können auch Spülungen mit Zusätzen benutzen. Etwas Salz in warmem Wasser auflösen und nach dem Putzen den Mundraum spülen und gurgeln. Besonders bei kleinen Verletzungen kann diese Spülung die Heilung beschleunigen, denn sie reduziert die Anzahl an schädlichen Keimen im Mund, ohne dabei die Normalflora zu schädigen.

Ebenfalls gut gegen Mundgeruch und bei Entzündungen im Mundbereich wirken Salbei- und Kamillentee. Von diesen können Sie einige Tassen pro Tag trinken. Kann man auch zum Spülen verwenden. Basilikum-Tee hat ebenfalls eine desinfizierende Wirkung. In ähnlicher Weise können Sie auch aus Petersilie einen Tee zum Spülen zubereiten. Mischen Sie den Saft einer halben Zitrone mit einem Glas Wasser. Mit dieser Mischung den Mund spülen und gurgeln. Scharfes Mundwasser ergibt sich aus Wasser und einigen Tropfen Teebaumöl. Es ist stark antibakteriell, daher nicht zu häufig nutzen.

Etwa einen Esslöffel mit Oliven- oder Sesamöl in den Mund nehmen. Durch das Öl werden die Lebensbedingungen der Bakterien im Mundraum verändert, sodass diese sich nicht so stark vermehren. Die Flüssigkeit ein bis zwei Minuten lang bewegen.

Wer bei einer Diät weniger isst, kann unter schlechtem Atem leiden. Orangensaft, frisch gepresst, hilft dem Körper wieder ins Gleichgewicht zu kommen.

Täglich ein Naturjoghurt ohne Zuckerzusätze zu essen, beugt Mundgeruch vor.

Man sollte alle sechs Monate seine Zähne kontrollieren und sich auch ein, bis zweimal im Jahr die Zähne professionell reinigen lassen.

Muskelkater
Die überanstrengten Muskeln sanft mit Franzbranntwein massieren.

Regenerationscremes bestehen aus ätherischen Ölen und natürlichen Pflanzenextrakten wie Lavendel, Arnika, Kampfer, Minze, Rosmarin, Eukalyptus oder Kiefern. Die pflanzlichen Wirkstoffe sind für die Gesundheit unbedenklich. Wie bei allen Produkten mit ätherischen Ölen muss jedoch der Kontakt mit Augen, Schleimhäuten und offenen Wunden vermieden werden.

Zahnschmerzen
Wenn ein Zahn wehtut, sollten Sie so bald wie möglich zahnärztliche Hilfe in Anspruch nehmen. Es kann sich um Karies, Zahnfleischentzündung oder ein Problem mit dem Kiefer handeln. Die Schmerzen bis zur Behandlung lindern diese Hausmittel:

Gewürznelken
Entweder eine Nelke vorsichtig auf der betroffenen Stelle im Mund zerkauen oder etwas Nelkenöl auf den schmerzenden Zahn auftragen.

Knoblauch
Eine Knoblauchzehe vorsichtig auf dem erkrankten Zahn zerkauen.

Zwiebeln
Eine Zwiebelscheibe auf das Zahnfleisch und den betroffenen Zahn legen.

Teebaumöl
Mit einem Wattestäbchen das Öl auf den entzündeten Zahn tupfen.

Cognac, Whisky, Schnaps
Den Zahn damit umspülen.

Tee
Den Zahn mit Grünem oder Schwarzem, Pfefferminzen-, Salbei- oder Kamillentee für längere Zeit umspülen.

Zaubermittel Apfel
Warum Äpfel so gesund sind, ist noch nicht vollständig erforscht. Das macht aber nichts, essen wir ein bis zwei Äpfel pro Tag, um von ihrer Wirkung zu profitieren.

Ausklang

Sie haben nun einige Anregungen bekommen, den Weg in Richtung Ihres Wunschbilds erfolgreich weiter zu gehen. Stellen Sie sich Trainingspläne zusammen, die Sie in Ihren Lieblingssportarten voranbringen und für Sie passen. Sie kennen Ihren Körper und Ihre Vorlieben am besten. Legen sie den Fokus auf Ausdauertraining.

Vor den längeren Belastungen nehmen Sie vorwiegend Kohlenhydrate auf, nach dem Training auch ausreichend eiweißreiche Nahrung. Essen Sie abwechlungsreiche Vollwertkost. Bewusste Atempausen einzulegen, entspannt und stärkt Sie.

Ist man richtig gekleidet, macht der Outdoorsport bei Kälte, Hitze und Regenwetter Spaß.

Krafttraining und Dehnungsübungen machen Sie noch besser, egal, welche Sportart Sie sich ausgesucht haben. Lernen Sie Ihre Pulsbereiche kennen für ein vernünftiges Training. Wenn Sie Ihre Grenzen hinausschieben wollen und sich zu neuen Zielen aufmachen, streben Sie zunächst realistische kleinere Zwischenerfolge an.

Auch eine glückliche Partnerschaft trägt zur Erweiterung Ihrer Möglichkeitebn wesentlich bei.

Es ist nie zu spät, dazuzulernen und sein Leben erfüllender zu gestalten. Ich wünsche Ihnen, dass Ihnen das Angestrebte gelingt.